AF306019

L'ANTIMÉPHITIQUE,

Ou Moyens de détruire les Exhalaisons pernicieuses & mortelles des Fosses d'aisance, l'odeur infecte des Egouts, celle des Hôpitaux, des Prisons, des Vaisseaux de guerre, &c, &c.

Avec l'emploi des Vuidanges neutralisées, & leur produit étonnant.

Par M. JANIN, Seigneur de Combe-Blanche,

Médecin-Oculiste de feu S. A. S. Mgr le Duc de Modene, & son Pensionnaire ; Professeur honoraire de l'Université de Modene ; de la Société Royale de Médecine de Paris ; des Académies de Dijon, de Villefranche & de Montpellier ; Membre du Collége Royal de Chirurgie de la Ville de Lyon, &c.

IMPRIMÉ PAR ORDRE DU GOUVERNEMENT.

SECONDE ÉDITION.

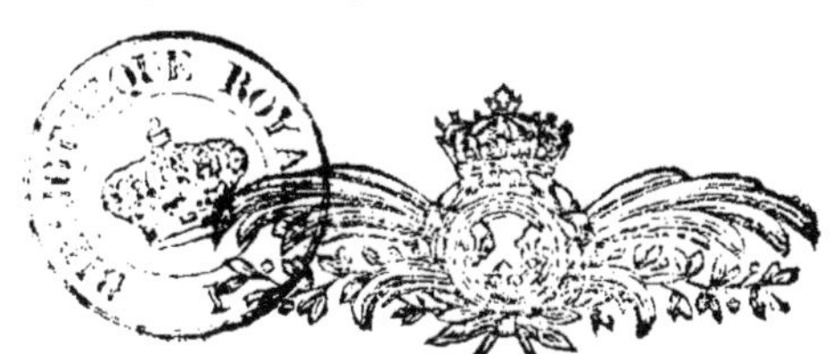

A PARIS,

DE L'IMPRIMERIE DE PH.-D. PIERRES, Imprimeur Ordinaire du Roi, de la Police, &c. rue S. Jacques.

M. DCC. LXXXII.

A MONSEIGNEUR

LE COMTE DE VERGENNES,

MINISTRE et SECRÉTAIRE D'ÉTAT,

COMMANDEUR DE L'ORDRE DU S.-ESPRIT, &c.

MONSEIGNEUR,

Il suffit d'avoir l'honneur de présenter à VOTRE GRANDEUR un objet qui ait trait à l'humanité

a 2

ou à la conservation des sujets du Roi, pour être honoré de vos bontés. Je serois ingrat si je n'en rendois un témoignage public. A peine ai-je annoncé à VOTRE GRANDEUR l'importante découverte de neutraliser tout air méphitique, découverte que je publie aujourd'hui, & dont je m'empresse, MONSEIGNEUR, de vous faire hommage ; vous n'avez pas perdu un instant pour en faire constater le succès, en multiplier & varier les preuves sous les yeux & l'odorat des Commissaires dignes de la confiance de SA MAJESTÉ, & de la Nation entière. Après toutes les preuves acquises, après avoir dissipé tout doute légitime, vous avez *daigné , M o n s e i g n e u r , la prendre ſous votre protection, ainſi que ſon Auteur; vous l'avez honoré de la perſpective des bienfaits de notre auguſte Monarque. J'atteſte, en face de l'univers, que je m'en rendrai digne; mon émulation eſt ſans bornes, autant que ma reconnoiſſance, ma vénération & le très-profond reſpect avec lequel je ſuis,*

M o n s e i g n e u r ,

De Votre Grandeur,

Le très-humble & très-
obéiſſant ſerviteur ,
Janin de Combe-Blanche,

Verſailles , 11 Février 1782.

a 3

AVANT-PROPOS.

La propofition que tout eft connu, que tout eft découvert, eft foutenue toujours par des efprits fuperficiels, les vrais Savants éclairés par l'Expérience donneront une modification à cette propofition générale, ils diront que tout ce qui eft fur la furface de la terre ou dans fon fein eft à-peu-près connu. Mais ils ajouteront qu'il y a encore beaucoup d'êtres, de minéraux & de végétaux qui peut-être nous font inconnus ; & bien plus de découvertes à faire qu'il n'y en a de faites. Tel fera le langage d'un bon Naturalifte & d'un Phyficien.

Si la Chimie nous a fait connoître les principes conſtitutifs des
corps, l'analogie qu'ils avoient
entr'eux, ou leurs diſſemblances:
ſi par cette ſcience tout eſt ſoumis
à la décompoſition, & réduit à des
ſubſtances ſimples : ſi par elle nous
connoiſſons les rapports phyſiques
& les contraires : ſi elle nous ap-
prend à combiner les ſubſtances,
à les diviſer , à augmenter leur
action, à les ralentir , enfin à les
neutraliſer, nous rendrons juſtice à
ſes recherches. Cependant nous ne
pourrons nous diſſimuler que malgré la vaſte carriere qu'elle a parcouru , il lui reſte beaucoup à faire
pour arriver au *nec plus ultrà.* L'hiſ-

toire des réfultats que peuvent produire la combinaifon, les mélanges de divers agents, & leurs phénomenes, eft encore bien loin de fa perfection. C'eft à peine de nos jours que le célébre M. Priefley a découvert l'air fixe, l'air inflammable & leurs effets. Les fubftances qu'il a employées & mélangées étoient connues, mais les réfultats étoient inconnus, ainfi que leurs nouvelles propriétés; dès-lors on a pu imiter les eaux minérales & les mieux analyfer.

M. Sage, dans fes Expériences fur l'alkali volatil, dit « que la ma-
» tiere ftercorale des hommes con-
» tient un foie de foufre phof-

» phorique auquel elle doit fon
» odeur. Le foie de foufre phof-
» phorique décompofé par un acide
» produit des vapeurs inflamma-
» bles » *page* 24.

Ce favant Chimifte dit auffi dans fon Avertiffement, que l'alkali volatil étoit le feul moyen de remédier aux afphyxies caufées par *les vapeurs acides du charbon , les émanations méphitiques de certaines Foſſes d'aiſance.*

Confidérant d'un autre côté qu'un grand nombre d'autres célébres Chimiftes étoient de la même opinion, particuliérement MM. les Commiſſaires de l'Académie Royale des Sciences de Paris dans leur Rapport du 8 Juillet 1778, joint aux Obſervations ſur les Foſſes d'aiſance de MM. Cadet, Laborie & Parmentier, imprimées la même année, dans lequel Rapport on lit que :

« La matiere des Foſſes d'aiſance » étant le réſultat des végétaux qui » ont ſervi d'aliment, *elle doit donc* » *contenir & contient en effet du* » *phlogiſtique & de* L'ACIDE » *page* 98. J'ai cru m'être trompé dans les analyſes que j'avois faites. En con-ſéquence j'ai cherché à neutraliſer cette matiere avec de l'alkali vo-latil; mais j'ai été bientôt détrompé. Cependant j'étois d'autant plus fon-dé à croire l'alkali volatil convena-ble, que j'avois lu encore dans le

même Ouvrage, page 95, que *l'ef-*
prit de vitriol, *fait avec quarante*
parties d'eau fur trois d'huile de
vitriol, (répandu fur des gadoues)
il s'étoit fait fur le champ une vio-
lente effervefcence, *il fe forma une*
mouffe femblable à celle qui s'éleve
de deffus la bierre en fermentation,
dont le gonflement fut tel que la ma-
tiere mouffeufe déborda la tinette,
& en même-tems il fe dégagea une
petite vapeur en forme de fumée. Les
Commiffaires de l'Académie Royale
des Sciences , *ont d'abord trouvé*
une diminution dans l'odeur qui étoit
changée de nature , *au dire même du*
peuple affemblé qu'ils confulterent ;
ils firent remuer la matiere, & l'o-

deur recommença à se faire sentir assez fortement. Ils renverserent de l'acide vitriolique sur nouveaux frais; mais l'odeur s'est soutenue, laquelle pour avoir changé de nature n'en étoit pas moins désagréable.

« Il nous restoit, continuent ces » MM., à examiner l'action des autres » acides sur la nature des gadoues; » mais le peu de succès des premie- » res tentatives avec l'acide vitrio- » lique nous empêcha d'en faire » d'autres ».

L'alkali volatil n'ayant point rempli mon attente, il fallut se détermi- ner à décomposer de nouveau la ma- tiere des Fosses d'aisance. Par cette analyse, j'ai confirmé le résultat de

mes précédentes: toutes m'ont dé‑
montré que la vapeur méphitique
étoit alkaleſcente, & que les aci‑
des étoient le ſeul moyen de la neu‑
traliſer.

D'après l'expoſé de MM. les
Commiſſaires de l'Académie Royale
des Sciences, je vérifiai que l'acide
vitriolique avoit non-ſeulement fait
une mouſſe conſidérable, mais en‑
core avoit produit une odeur d'œufs
pourris, plus mauvaiſe à reſpirer que
celle des latrines. Ayant étendu de
l'acide vitriolique dans vingt par‑
ties d'eau, la neutraliſation n'eut
point lieu. Je fis uſage de l'acide
crayeux ou air fixe; il diminua un
peu le méphitiſme, mais ne put

jamais le détruire. Les autres fubftances chimiques que je foumis à
l'expérience , & qu'il feroit trop
long & inutile de décrire, ne rem-
plirent point mes efpérances. Je
ne perdis pas courage. J'employai
le fel d'ofeille & les fels neutres,
le tout infructueufement. Plus le
voile obfcur qui cache la vérité
étoit difficile à déchirer , plus je
fus obftiné au travail. Après avoir
médité & réfléchi fur les tentatives
qui me reftoient à faire pour parvenir , s'il étoit poffible, au but défiré, je pris la réfolution d'aban-
donner abfolument toute production chimique. Je portai mes regards fur les moyens fimples que

la nature a doués d'acidité. Le fuc de citrons, de limons & d'oranges aigres, chacun féparément, produifirent un plus grand effet que je n'en avois obtenu jufques - là, mais leur production n'étoit pas affez abondante, ni affez à portée de la claffe indigente ; je les laiffai à l'écart. Le fuc de verjus a produit à peu-près les mêmes effets, mais il préfentoit les mêmes inconvéniens. Ce dernier moyen me donna l'idée d'employer le vinaigre ordinaire : à peine j'en eus fait ufage que je reconnus fa vertu fublime d'antifeptique ; l'odeur fétide fut anéantie dans l'inftant : cet agent n'a pas ceffé de produire ce

phénomene

phénomene toutes les fois que je l'ai employé en pareil cas.

Qu'on juge après tant de recherches de la joie que j'éprouvai d'une telle découverte. Mon premier hommage fut de remercier la divine Providence d'avoir béni mon travail. Il étoit d'autant plus heureux, que cet agent eſt à bon marché & à la portée de tout le monde. Qu'on diſe après cela que tout eſt découvert; portons nos regards autour de nous, il fera aiſé de voir que nous ſommes loin de la perfection.

En effet, en Phyſique à peine commençons-nous à connoître les étonnans phénomenes de l'électri-

cité. Ceux qui profeſſent la Mécha-
nique, l'Hydraulique & l'Hydroſta-
tique d'après les principes reçus,
auroient-ils pu concevoir que ſans
pompe foulante & aſpirante, ſans
chapelet, ſans vis d'Archimède,
l'aſcenſion d'une colonne d'eau
eût pu ſe faire à ſoixante-trois
pieds d'élévation ? Eh bien ! une
ſimple corde de ſpart miſe en rota-
tion, par l'addition de deux poulies
en mouvement, a étalé à nos yeux
cette étonnante vérité. Dira-t-on
que c'eſt la torſion, la ſpirale de
la corde qui produit ce phénomene ?
Mais la chaîne ſans fin dont les chaî-
nons ſont autant d'interruptions,
produit cependant les mêmes effets.

M. Vera, qu'il me tarde de connoître & de féliciter, s'eft rendu célébre par cette heureufe invention. Il a bien lu & mis à exécution les préceptes contenus dans le feuillet du grand livre que la nature lui a confié, il mérite notre reconnoiffance & notre admiration. Il a imité la belle nature, toujours fimple dans fa marche & dans fes réfultats.

Elle n'eft pas moins merveilleufe dans la décompofition des mixtes, des animaux & des végétaux. Si elle caufe une fermentation délétère & putride, & altere l'air environnant même à une très-grande diftance, fi les émanations de ces corpufcules infects font perverſes en raiſon de leur intenſité, & très-nuiſibles à tout être qui les reſpire, n'accuſez pas la nature, ne la traitez pas d'aveugle, d'incohérence dans ſes principes; ſes opérations ſont immuables, ſa marche eſt réguliere, j'oſe dire efficace. L'état fermenteſcible déſunit les principes conſtitutifs des corps, pour les faire rentrer dans la maſſe des élémens dont ils ſont émanés.

O nature! tu n'es pas marâtre! Si tu fais germer des principes de mort ou pernicieux à la ſanté, tu place près de là l'agent capable d'en anéantir les funeſtes effets. C'eſt à l'homme, il eſt vrai, à chercher à les connoître, à les employer

& à profiter des avantages qu'ils peuvent nous offrir. Cette vérité, connue depuis bien des fiecles, a-t-elle été négligée ? Non. Les malheurs journaliers d'une foule d'êtres qui ont péri dans l'air méphitique, ont éveillé l'attention des Phyficiens, des Naturaliftes, des Chimiftes, des amis de l'humanité, & des plus célébres Médecins. Ils n'ont pas ignoré que les vapeurs incommodes & malfaifantes qui s'é-levent de toutes les conduites des Foffes d'aifance, avoient befoin d'être réprimées & neutralifées. Convaincus par l'expérience & l'obfervation que le méphitifme étoit la caufe immédiate des mala-

dies contagieufes, épidémiques &
endémiques, ils n'ont point vu avec
indifférence les malignes influences
des exhalaifons des vuidanges des
Foffes ; au contraire ils ont reconnu
depuis longtems que l'atmofphere
qui en eft altéré porte les plus in-
fignes atteintes au fébricitant, à
l'afthmatique, à la femme en couche,
au poitrinaire, & à ceux dont le
genre nerveux eft très-irritable ?
L'expérience a démontré que nombre de maladies ne cédent aux
remedes les mieux indiqués que
quand on fait quitter leurs foyers
à ceux qu'elles affectent ; &
qu'en refpirant feulement l'air dégagé de tout miafme méphitique,

la fanté eft d'abord rétablie? Ces faits inconteftables, connus & vérifiés à chaque inftant, ont fixé auffi l'attention du Gouvernement.

C'eft d'après les ordres qui en font émanés, qu'on a mis en ufage le ventilateur, l'action du feu, la projection de la chaux, des tuyaux de cuir pour introduire & faire agir fous le nez du Vuidangeur une colonne d'air & d'eau, en forme de pluie.

Ces agents ont modéré l'action du méphitifme, mais n'en ont pas détruit les effets; malheureufement l'Ouvrier a continué à être affecté de la mitte & du plomb au point de ne pouvoir réfifter dans la foffe qu'un très-court espace de tems. Les matieres conduites à la campagne n'en ont pas moins infecté une sphere immense d'air ; le sol, les plantes ont toujours été imprégnées de l'odeur fécale en fermentation ; enfin les asphyxies n'ont pas moins été fréquentes à Paris, à Narbonne, à Toulouse, & dans les autres Provinces. Le seul moyen, pour prévenir tous ces malheureux événements, étoit d'attaquer l'hydre qui, dans son volcan putride, lançoit sans cesse dans notre atmosphere des traits de corruption. Est-il attaqué dans son foyer par les bras de l'homme ? le poison subtil & délétere qu'il exhale, détruit sur le champ le principe de la vie de ce pauvre infortuné. Vient-on à fon fecours ? l'horrible puanteur de l'hydre immole à fa fureur les nouvelles victimes que le zèle de l'humanité y conduit ; & ce combat, qui afflige & fait frémir les ames fenfibles , finit toujours faute de combattants. La prudence, la crainte de la mort éloigne du gouffre mortel , l'homme même le plus intrépide. Depuis l'origine des fiecles jufqu'à cet inftant, que de victimes ont péri dans les cloaques, & malheureufement le nombre eft infini ! Sans compter ceux qui ont fuccombé à des maladies fimples qui n'ont été compliquées qu'en raifon

de l'infection de leurs propres fé-
crétions & excrétions , & par le
méphitifme qui s'exhale fans ceffe
de toutes les conduites des Foffes
d'aifance , à plus forte raifon lorfqu'ils ont été trop près de celles
qui étoient en vuidange. M. de Mar-
corelle , Baron d'Efcales , dans les
détails qu'il a fait imprimer du
malheureux événement arrivé à
Narbonne en 1779 , d'un nombre
de perfonnes qui ont péri par la
vapeur mortelle d'une Foffe d'aî-
fance , s'exprime ainfi : « Il feroit
» bien à defirer qu'on pût empê-
» cher dans les Foffes d'aifance la
» génération de ces vapeurs, ou du
» moins en diminuer la malignité. »

Je puis répondre à ce Savant : Bon Patriote, vos vœux font exaucés.

Race préfente & future, vous n'aurez plus les mêmes dangers à courir. La vertu puiffante & trop peu connue du vinaigre nous étonne par la promptitude & le réfultat de fes falutaires effets; elle mettra vos jours à l'abri des irruptions méphitiques, & la population fera en raifon centuple de cette heureufe découverte.

La nomenclature des maux qui affligent l'humanité eft fi grande, que la Médecine a eu un travail immenfe à faire, pour en connoître les caufes, leurs complications, leur diagnoftic, leur pronoftic, les indi-

cations, les contre-indications, &
les moyens de les guérir. Je n'ai
fait que fuivre les traces des grands
Hommes qui exercent cette fcien-
ce fublime ; je n'ai fait que remplir les vœux de leurs cœurs bien-
faifants, en cherchant d'anéantir la
fource des caufes des maladies ; &
j'ofe avancer, fans crainte d'être
contredit, que le méphitifme a
produit plus de maladies qu'aucune
autre caufe connue. J'avoue, &
perfonne ne l'a mieux éprouvé,
que travailler dans un cloaque, ou
fur les matieres qui en font extrai-
tes, n'eft fûrement pas un amufe-
ment fort agréable ; on comprend
tout ce qu'il a de rebutant & de

nuifible à la fanté de l'Obfervateur qui s'y dévoue; il n'y a que l'amour de l'humanité, celui de la gloire d'être utile à la Patrie, qui puiffe diriger les pas dans ces endroits ténébreux & infects : j'ai ofé le faire; j'y ai contracté des maladies; mais je fuis amplement dédommagé, puifque mon travail de dix ans de recherches eft maintenant couronné d'un plein fuccès. Auffi le plus beau jour de ma vie a été celui où j'en ai porté le réfultat au pied du trône de notre augufte Maître, & à fon digne Miniftre : celui où je l'offre au Public me dédommage amplement de mes fatigues & de mes veilles. On en a principalement l'obligation à la Société Royale de Médecine de Paris ; fon grand objet eft de remédier aux épidémies ; ayant daigné m'affocier à fes travaux, elle a ranimé mon émulation : c'eft donc dans fon fein qu'a pris naiffance la découverte importante que j'annonce ; c'eft donc à elle qu'en appartient la gloire, & aux autres Académies dont je fuis Membre.

J'ai divifé cet Ouvrage en douze Paragraphes, où je traite fucceffivement de l'emploi des moyens, & de leurs combinaifons, pour détruire toute fétidité, & rendre par-là nos habitations faines, de même que les environs des grandes Villes.

J'ai porté mes vues jufques dans les hôpitaux, les vaiffeaux du Roi & de tranfport ; les prifons , les mines , les égouts , les tonneaux d'exportation, les eaux ftagnantes & leurs vafes ; enfin fur l'agriculture , pour la rendre bien plus abondante : j'ai fait tout ce qui a dépendu de moi pour que mon travail fût généralement utile à toutes les claffes des Citoyens , de maniere que l'or, l'argent, les tableaux & autres productions des Beaux-Arts, ne fuffent plus déformais altérés par les exhalaifons corrofives & phlogiftiques des Foffes d'aifance.

Un autre plus favant viendra

peut-être faire encore mieux ; alors il ne me restera que la gloire d'avoir tracé le sentier de la route qu'il a à parcourir ; il sera bien plus heureux s'il parvient jamais à être plus généralement utile.

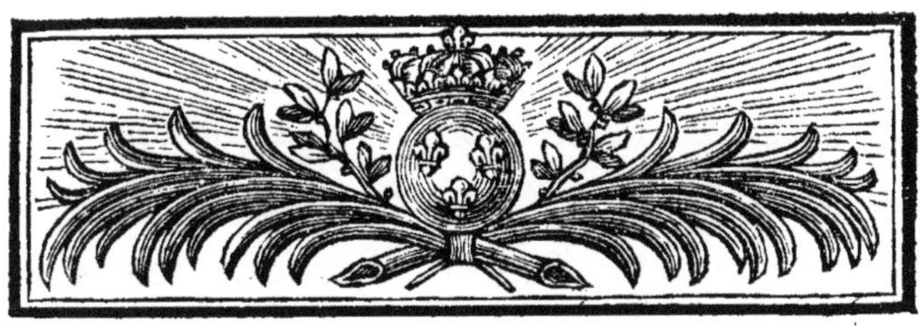

L'ANTIMÉPHITIQUE

Pour détruire les exhalaisons perni-
cieuses & mortelles des Foffes
d'aifance, &c. &c. &c.

L E S obfervations de tous les fiecles &
de toutes les Nations, prouvent, d'une
maniere inconteftable, que l'air méphitique eft la caufe immédiate de toute
contagion peftilentielle, épidémique ou
endémique; conféquemment qu'il eft la
fource d'où découle la défolation publique par les morts fréquentes & très-
multipliées qui dévaftent les Villes & les
Provinces. Cette trifte & affligeante

A

vérité a fixé l'attention des gens de l'art, & des Phyficiens, afin d'en modérer les funeftes effets, & remédier aux maux qui en réfultent.

Si nous portons nos regards dans la plus haute antiquité, nous nous rappellerons que toutes les fois que le Nil, après fes débordements, infectoit l'air par le limon qu'il avoit laiffé fur les terres, & caufoit la pefte, les Egyptiens, après eux les Grecs & les Athéniens, avoient recours au feu que la doctrine de Jachen, d'Acron & celle du grand Hippocrate leur avoient indiqué comme capable d'en modérer l'action ; cette pratique s'eft perpétuée jufqu'à nous, mais elle n'a pas réprimé en tout point les caufes d'infection qui nous environnent. Au contraire le charbon allumé altere l'air environnant, & caufe la mort de ceux qui le refpirent. Les exhalaifons des Foffes d'aifance ne font pas moins fu-

neftes, celles des égouts, des eaux ftagnantes, leurs vafes, &c. font auffi très-
perverfes. On n'a pas moins reconnu que
les hommes raffemblés, malades ou fains,
fe nuifent réciproquement par le feul
effet de leur refpiration, & de l'infenfible
tranfpiration qui émane de toute la fu-
perficie de leurs corps, témoin les expériences du célébre Sanctorius. Des
hommes confacrés à l'utilité publique ont
cherché à remédier à tant de caufes mortelles. Les expériences, les obfervations
fe font multipliées, mais bien loin d'a-
voir fixé une doctrine unique, les fuccès
produits par des moyens diamétralement
oppofés ont fait flotter nos connoiffances
dans une forte d'incertitude. Afin de procéder avec ordre dans cette difcuffion
hiftorique, confidérons d'abord les divers agents qu'on a employés pour remédier à l'afphyxie caufée par les charbons
allumés ; enfuite fur ce qui a été fait au

sujet des vapeurs infectes des Fosses d'aisance, &c. pour en diminuer l'intensité ;
enfin rappeller à la vie ceux que ces influences malignes avoient mis dans un
état de mort apparente.

Presque tous les Chimistes se sont
réunis, & ont assuré que toutes ces émanations délétères étoient de nature acide.
M. Mauduit pense au contraire que le
venin de la peste est un alkali volatil très-
subtil. Cela posé, examinons ce qu'on a
fait pour les neutraliser.

Les fameux Césalpin, Panarolle,
Boerrhaave, & MM. Lorry, Harmant,
Morand, Gardanne, & d'autres Auteurs,
ont conseillé l'air frais & l'aspersion de
l'eau froide sur tout le corps. Ils rap-
portent en faveur de leur méthode un
nombre de succès ; en effet ils ont rappellé à la vie des personnes que l'odeur
méphitique du charbon avoit mis dans
l'état d'une mort apparente.

Par un procédé contraire , MM. Boucher, de Zeenne, Roux, Vetillard du Fibert , Goulin , Portal , Buquet , Nachet & autres , ont eu le même avantage avec le vinaigre.

Des succès se font encore multipliés par l'usage de l'alkali volatil fluor, ou l'alkali volatil succiné de corne de cerf. Voyez les Observations & les Expériences à ce sujet de MM. Christophe Wagner , Targioni - Tozetti , Sage , Buquet, &c. &c.

Les moyens de rappeller à la vie les noyés, a été mis aussi en usage avec un égal succès, lors de la suffocation du charbon. Lisez les Ouvrages de M. Pia, si zélé pour le bien de l'humanité.

Pour réprimer l'odeur fétide des vuidanges, on a mis en usage le ventilateur , l'action des fourneaux allumés , & la projection de la chaux fusée, moyen déja connu & employé en

France & en Allemagne en pareil cas.

Le célébre M. de Morveau a désinfecté une Église à Dijon, en faisant verser de l'acide vitriolique sur du sel marin desséché.

Quant aux secours qu'on a donnés aux asphyxiés par cause de la vapeur fétide des Fosses d'aisance, les moyens ont été aussi variés que les précédentes méthodes ; mais elles n'ont pas été toutes aussi efficaces. Le vinaigre a eu le plus de succès. C'est avec raison que le savant M. Geoffroy le regarde dans sa *Matiere médica'e* comme le meilleur préservatif contre les fievres malignes, pestilentielles, & contre la peste.

Ce court exposé des progrès qu'ont eu nos connoissances sur les moyens qu'on a découverts pour remédier aux causes du méphitisme, suffit pour prouver combien nous sommes encore loin de l'objet désiré.

J'ai dit que le plus grand nombre de nos célébres Chimiſtes, entre leſquels ſont MM. de Milly, Lavoiſier, Fougeroux de Bondaroy, Sage, Laborie, Cadet le jeune & Parmentier, ont reconnu que le gas méphitique des Foſſes d'aiſance étoit de nature acide. Je reſpecte & leurs perſonnes & leurs lumieres : mais ils me permettront de leur dire que mes analyſes m'ont prouvé le contraire ; & les Expériences ci-après ſerviront à démontrer que le gas & l'air inflammable des Foſſes d'aiſance ſont de nature alkaleſcente. Je dis plus ; c'eſt que l'air inflammable qui s'évapore ſans ceſſe, peut fournir matiere à la grande exploſion du tonnerre. Si par haſard cette conjecture étoit une vérité, ce feroit un très-grand bien d'anéantir l'air inflammable, afin de prévenir les funeſtes effets qui en réſultent. La Phyſique s'éclaire tous le jours ; & cette découverte ne feroit pas la moins importante de celles qu'elle a faite jufqu'ici.

Plus la population a augmenté , plus les foyers d'infection fe font multipliés : les befoins de l'homme l'obligent de les renfermer dans fa propre habitation ; il réfulte de-là , que de tous les points de la furface d'une ville , il s'éléve dans l'atmofphere des miafmes méphitiques qui en altèrent la pureté, & préjudicient d'une maniere notable à la fanté , & à la vie de ceux qui les refpirent. Tracer ici le nombre des victimes que l'air méphitique des Foffes d'aifance a privées de la vie dans l'inftant qu'il a été refpiré , ce feroit porter dans le cœur des ames fenfibles la défolation, fur-tout fi on réfléchit que nos befoins journaliers font un germe de mort pour des hommes que la mifere dévoue à un travail auffi dégoûtant que funefte.

Qui pourroit calculer jufqu'à quel point cet air méphitique que nous refpirons tous abrege notre vie ? S'il eft poifon violent pour l'homme qui le refpire de près, cette même vapeur infecte, quoique divifée dans le vague de l'air, n'eft-elle pas un poifon lent qui altère notre conftitution, trouble nos digeftions, caufe aux habitants des Villes des maladies inconnues à la Campagne, propage les dyffenteries, & bien d'autres maladies épidémiques qui réfiftent à l'effet des remedes les mieux indiqués, & qu'on ne peut guérir que d'autant que le malade va refpirer un air dégagé de toute infection ? Les fievres connues fous les noms de fievres des Hôpitaux, des Prifons, &c. prouvent que l'air méphitique en eft la feule caufe. Il eft tems de remédier à la fource de tant de maux.

Il y a plus de dix ans que je m'oc-

cupe des caufes qui rendent l'air &
l'eau des grandes Villes infalubres, &
des moyens d'y remédier. Mon travail,
mes expériences, avoient répondu à mes
defirs en 1778. J'étois dans l'intention
de les rendre publiques par la voie de
l'impreffion. A cette époque je fis connoître mes découvertes & mon intention au digne Magiftrat qui dirige avec
tant de fuccès la Police de Paris.

Mais des Hommes d'un mérite dif-
tingué ayant rendu publiques leurs Obfervations fur les Foffes d'aifance, &
le Rapport avantageux qu'en firent les
Commiffaires nommés par l'Académie
Royale des Sciences de Paris, pour
vérifier leur travail & leurs découvertes,
me déterminerent à fufpendre l'impreffion du mien. Je leur rends de nouveau
un hommage fincere.

Si dans la carriere qu'ils ont parcouru
ils n'ont pas atteint le but, fi leurs

moyens n'ont pu vaincre & anéantir l'hydre qu'ils ont attaqué, ils ne méritent pas moins notre reconnoissance ; & j'ose espérer qu'ils daigneront applaudir à mes succès. Comment ne se réjouiroient-ils pas de voir cesser des exhalaisons incommodes, anéantir des vapeurs infectes, enchaîner des miasmes meurtriers, rectifier des airs méphitiques, & purifier l'atmosphere de toute une Ville, de tout un Royaume ! Ils ont déja été témoins de nos succès ; ils ont vu disparoître dans un instant l'infection qui s'élevoit des Fosses d'aisance de l'Hôtel Royal des Invalides, lors de nos Expériences faites par ordre du Gouvernement, & dont nous rendrons compte dans cet Ouvrage. Si leurs occupations le leur eussent permis, ils auroient vu enlever ces matieres dans un tombereau, d'une des Fosses d'aisance de Monsieur Lenoir, Lieutenant

Général de Police, & en plein jour, le tout à découvert, traverfer la Ville, fans incommoder perfonne. Déformais la vie des hommes fera en fûreté, la fanté ne fera plus chancelante ; l'or, l'argent, les tableaux ne feront plus altérés ; les chambres à coucher, celles des infirmes , celles même des perfonnes les plus malades feront déformais affranchies d'une puanteur qui ne peut qu'augmenter leurs maux & les compliquer ; les peines de ceux qui font deftinés pour les fervir, ne doivent-elles pas entrer en confidération ? Les miafmes épidémiques feront impuiffans ; ils feront auffi-tôt détruits qu'apperçus : quelle heureufe révolution ! Des moyens fimples & d'une efficacité que l'on n'avoit peut-être jamais efpéré d'obtenir, en vont être l'effet. Leur importance eft trop frappante pour qu'il foit néceffaire d'en développer toute l'utilité ;

il n'eſt perſonne qui puiſſe ſe refuſer de s'occuper avec intérêt des avantages généraux & particuliers qui en ſont les réſultats, puiſque tous les hommes, depuis les Rois juſqu'aux Bergers, ont un égal beſoin de garantir leurs jours des funeſtes atteintes de tout air méphitique. C'eſt le vrai moyen de jouir d'une bonne ſanté & d'une longue vie.

Pénétré de l'étendue immenſe du ſervice que je vais rendre aux hommes, je me ſuis fait un devoir de porter au pied du Trône le fruit de mon travail, afin que le Gouvernement en fît conſtater le ſuccès, en reconnût toute l'utilité, tous les avantages, & fît uſage de ſon autorité pour mettre à exécution des moyens dont le but eſt le bien général du Royaume & ſa proſpérité.

M. de Fleſſelles, aux ſoins duquel la Généralité de Lyon eſt heureuſement confiée, a été le premier Commiſſaire qui a été nommé par Mgr le Comte de Vergennes, Miniſtre ayant le Département de la Province du Lyonnois, pour vérifier le ſuccès de ma découverte. Voici quel a été le réſultat des Expériences qui ont été faites en ſa préſence, & celle de Mgr l'Evêque de Mâcon, de MM. Milanois, Avocat du Roi; Prot de Royer, ancien Lieutenant Général de Police; Briſſon, Inſpecteur des Manufactures; de la Tourette, Secrétaire perpétuel de l'Académie; de Landine, Avocat & Académicien, de pluſieurs autres Citoyens diſtingués par leur rang & leurs connoiſſances en Phyſique. Je dois leur rendre à tous l'hommage public, que leur zèle dans cette occaſion m'a édifié; car porter ſes regards, l'odorat même, dans des lieux infects, dont il a fallu vérifier l'intenſité du méphitiſme avant mes procédés, eft digne affurément de tout éloge, & bien digne de leur patriotifme.

§. I.

Expériences faites par ordre du Gouvernement.

Première Expérience.

Ayant verfé dans une des lunettes des Foffes d'aifance de l'Hôtel de l'Intendance de Lyon, huit onces de vinaigre ordinaire ; dans l'inftant l'odeur infecte, qui s'en exhaloit auparavant, a été complettement détruite. Le Commiffaire du Roi l'a vérifié peu de minutes après, ainfi que les autres perfonnes préfentes. Et ce qui a augmenté leur étonnement, c'eft lorfque je leur ai annoncé que le méphitifme étoit auffi anéanti à toutes les autres lunettes correfpondantes à la même foffe en ligne perpendiculaire ; ce qui a été vérifié fur le champ. La neu-

tralifation a eu lieu pendant huit jours ;
il eſt vrai que j'ai verſé la même quantité
de vinaigre à deux autres époques, à la
diſtance de vingt-quatre heures l'une de
l'autre : l'accumulation des matieres fécales qui n'ont ceſſé d'être verſées dans
cette foſſe par les beſoins communs ,
n'ont point empêché, pendant tout ce
tems-là, la neutraliſation du gas méphitique.

II.ᵉ EXPÉRIENCE.

La maiſon où habite M. de Landine ,
étant occupée par vingt ménages, oc-
caſionnoit, par les beſoins naturels, une
exhalaiſon de la Foſſe d'aiſance très-incommode à tous. Ayant verſé dans une
des lunettes de conduite huit onces de
vinaigre , tout méphitiſme a ceſſé,
de même que dans toutes les conduites correſpondantes. Une ſeconde projection quarante-huit heures après la premiere ,

miere, a empêché l'odeur infecte de se manifester pendant plusieurs jours.

IIIe EXPÉRIENCE.

L'hôtel de M. Milanois, Avocat du Roi, étoit infecté par les vapeurs méphitiques qui s'élevoient de toutes les conduites de la Fosse d'aisance : sept onces de vinaigre versé dans la lunette du rez-de-chauffée, a fait disparoître sur le champ les miasmes fétides, de même qu'à six lunettes supérieures de la perpendiculaire. Cette seule projection a suffi pour anéantir toute odeur pendant plus de trois jours.

IVe EXPÉRIENCE.

Toujours en présence des Commissaires ci-dessus, & de toute l'Académie des Sciences, Arts & Belles-Lettres de Lyon, j'ai neutralifé l'air méphitique d'une Fofle d'aifance de l'Hôtel-de-Ville, en verfant dans une des lunettes fix onces de vinaigre, *& environ deux onces d'eau de lavande.* Cette derniere addition n'étoit que pour fubftituer à une mauvaife odeur une plus fuave. (Ce dernier moyen eft de furérogation.) Pendant quatre jours il n'y a point eu d'infection.

Ve EXPÉRIENCE.

Ayant neutralifé par une des lunettes une Fofle d'aifance, d'une de mes maifons de campagne, fituée à Lyon, au faux-bourg de la Guillotiere, en y verfant deux pintes de vinaigre, la fofle a été ouverte le lendemain en préfence du Commiffaire du Roi, de Mgr l'Evêque de Mâcon, & des Citoyens que leur zèle pour l'humanité y avoit conduit. La maffe des matieres à découvert a été reconnue par ces MM. fans gas ni air inflammable, fans aucune odeur fétide ; car ils environnoient tous l'ouverture ; deux ouvriers ont puifé avec des feaux la vanne qu'on a verfée dans des tinettes ou bénots ; on a tranfporté ces matieres à découvert à environ cent pas de la maifon, fans que perfonne des affiflants en ait été incommodé, pas même aucun des ouvriers. Lorfque la repouffe de la vanne infiltrée dans les terres & les parois de la foffe s'eft fait fentir, j'ai verfé dans la vanne, (c'eft la matiere liquide des Foffes d'aifance,) j'ai verfé, dis-je, pour réprimer l'odeur qui s'en exhaloit, une pinte de vinaigre, & dans l'inftant l'odorat n'en a pas été affecté. J'ai procédé ainfi toutes les fois que la repouffe de la vanne s'eft fait fentir, & j'ai toujours eu le même avantage ; il auroit été plus grand cet avantage, fi j'avois établi dans la foffe, & aux environs, des vafes remplis de vinaigre, placés fur le feu pour le faire évaporer : mais jufques-là faifant myftere de mon procédé , je me ferois mis à découvert fi j'euffe employé ce moyen qui eft très-efficace, que mes expériences particulieres m'avoient démontré en pareil cas victorieux contre l'odeur de la rentrée de la vanne ; moyen qu'on ne doit pas négliger lors de l'exploitation des vuidanges des Foffes d'aifance. Les deux mêmes ouvriers qui puiferent la vanne, s'établirent dans la foffe dès qu'elie fut épuifée pour attaquer le gratin & la heurte ; ils n'y éprouverent ni la mitte ni le plomb. Il eft vrai que de tems en tems je verfai du vinaigre & de l'eau-de-vie de lavande. J'obferveraï que cette foffe étoit pleine de matieres quand on l'a commencée, qu'elle a fept pieds & demi dans œuvre en toute partie. Cependant je n'ai employé en tout que fept pintes & demie de vinaigre , & environ un gobelet d'eau de lavande.

VIe EXPÉRIENCE.

J'avois fait difpofer , à cent pas environ de ma maifon , deux tas de litiere de cheval , fur lefquels on verfa toutes les matieres provenant de la vuidange de la cinquieme Expérience. Qu'on faffe attention que le fumier de cheval eft ici néceffaire pour neutralifer à jamais les matieres fécales. Il faut par conféquent les entremêler. Les Commiffaires ont dirigé leurs pas autour de ces deux tas de matieres , & ont reconnu qu'il n'exiftoit aucune odeur que celle du fumier ordinaire. Ils y font venus plufieurs jours de fuite , & ont vérifié cette vérité. Ces tas exiftent encore , & j'ofe affurer que l'odeur des matieres de vuidange eft abfolument détruite.

On peut, quinze jours après , étendre ce fumier fur les terres , fans que l'air environnant en foit altéré; tandis que perfon-

ne n'ignore combien une sphere d'air con-
sidérable est empestée par les exhalaisons
qui alterent l'atmosphere , lorsqu'on répand ou qu'on accumule les vuidanges des
latrines à la campagne, sans être neutralisées. Cet engrais , ainsi préparé , a
perdu non-seulement son odeur infecte,
mais encore sa causticité & sa chaleur
brûlante qui cause sur les terres arides ,
sur - tout la premiere année , les plus
minces productions , & transmet dans la
plante même ses qualités insalubres &
de mauvaise odeur ; les chevaux refusent
de s'en nourrir , & le gibier qui a brouté
cette herbe , porte avec lui sur nos ta-
bles l'empreinte du méphitisme.

Avec la matiere fécale , neutralisée &
répandue sur une terre légere , sur laquelle j'avois fait semer des graines de
scorsonere , de carottes , & autre jardina-
ge, le tout sur un seul labour , j'ai obtenu
des productions étonnantes par leur vo-

lume, leur délicateffe, & leur primeur. Avec ce même engrais j'ai eu l'avantage d'avoir en bled dix-fept & demi pour un. Mes prés, qui en ont été fumés, ont produit plus du double des récoltes de mes voifins, eu égard à l'étendue. Mes chevaux l'ont mangé avec appétit. Enfin les arbres à fruit, au pied defquels on en a répandu, ont eu beaucoup plus de fruits, & infiniment plus beaux & de meilleur goût.

On fe plaint depuis long-tems, & avec raifon, que les engrais ne font pas en fuffifante quantité : voilà le vrai moyen de les augmenter, & de rendre nos récoltes infiniment plus abondantes. Une matiere immonde, humiliante, va déformais être changée en un moyen d'abondance & de fertilité, en même tems qu'elle fera dépouillée de toute malfaifance & qualité défagréable à l'odorat & infalubre à la fanté.

Déformais le tems des vuidanges ne fera plus un tems de calamité pour tout un quartier ; les rues & les chemins n'en feront plus empeftés, les campagnes n'en feront plus déshonorées ; l'atmofphere fera débarraffée de tout méphitifme, la fanté fera plus ftable, les malades plutôt guéris ; les Vuidangeurs ne feront plus expofés à perdre la vie, ni à abréger leurs jours ; toutes les claffes de Citoyens béniront l'Etre fuprême d'avoir mis dans leurs mains, & de connoître le puiffant ennemi capable de détruire & d'anéantir toute fétidité. L'expérience nous a démontré que les fievres putrides malignes, les fcorbutiques, les maladies contagieufes trouveront dans le vinaigre le vrai fpécifique pour en détruire la caufe & les effets ; beaucoup de maladies chirurgicales auront le même avantage. On comprend qu'on ne doit l'adminiftrer que noyé dans beaucoup

d'eau : c'eſt ce que nous appellons *oxicrat.*
Pris en lavement, il produit de très-bons
effets. Lorſqu'on veut en faire uſage
intérieurement par la bouche, il faut
en modérer l'acidité en l'édulcorant
avec du ſyrop ou du ſucre. Ce moyen
ſera ſur - tout très-efficace aux gens de
mer, pour les préſerver de l'infection
reſpective, & des maladies qui en réſultent. L'expérience a déja démontré
que le vinaigre corrige ſinguliérement le
méphitiſme de l'eau corrompue : c'eſt
un bonheur pour l'humanité d'avoir trouvé ce correctif. Les Matelots & les Soldats ſont forcés de boire de l'eau puante
chargée de vers, pour modérer leur
ſoif. Par cette addition, elle eſt moins
malfaiſante.

Je m'occupe depuis quelque tems à
prévenir & empêcher, s'il eſt poſſible,
que l'eau n'entre en fermentation dans
les tonneaux d'exportation, à cauſe du

mélange hétérogène des molécules du bois : fi je fuis affez heureux que d'y parvenir, je ferai bien dédommagé des recherches que j'ai déja faites. Etre utile à la Patrie eft la plus belle récompenfe à laquelle puiffe afpirer tout bon Citoyen. Les bontés, la protection de notre augufte Souverain font de nouveaux motifs pour les mériter.

M. de Fleffelles ayant rendu compte au Miniftre du réfultat heureux de mes Expériences, m'a ordonné de partir pour rendre témoin du fuccès de ma découverte la Cour & la Ville. Avant mon départ de Lyon, j'ai dépofé dans les mains de M. l'Intendant un écrit cacheté contenant l'Antiméphitique que j'ai découvert, & mes procédés, afin qu'en cas de mort, le Public ne fût pas privé du fruit de mes recherches ; l'humanité, & mon devoir m'y ont engagé.

VIIe Expérience.

Après avoir préfenté mes hommages à Mgr le Comte de Vergennes, j'ai neutralifé fa Foffe d'aifance en préfence de M. de Saint-Romain & de MM. les Premiers Commis des Affaires étrangeres, tous animés du bien public. J'ai verfé dans une des lunettes correfpondantes, fix onces & demie de vinaigre, & environ une once d'eau-de-vie de lavande ; l'odeur fétide a difparu dans l'inftant, ainfi qu'à la conduite qui y eft adoffée. Quoiqu'elle n'exiftât plus vingt-quatre heures après, j'ai fait une nouvelle projection de la même quantité de vinaigre & d'eau de lavande ; ce que j'ai répété de nouveau le troifieme jour. La neutralifation a été parfaite & conftante jufqu'au fixieme jour, fans nouvelle projection. J'ai verfé de nouveau du vinaigre & de l'eau de lavande

en même quantité dans la même lunette de conduite, à deux différentes
fois. Le quatorzieme jour, aucune odeur
fétide n'avoit encore paru, & cela
malgré le grand nombre de perfonnes
que leurs befoins y conduifent à chaque
inftant.

VIIIe Expérience.

Mgr le Maréchal Duc de Biron,
ayant défiré de définfecter la foffe des
Gardes-Françaifes du corps-de-garde
du Château de Verfailles, je m'y fuis
tranfporté avec M. le Marquis du Sauzay,
Major de ce Régiment, Grand-Croix de
l'Ordre Royal de Saint-Louis. A cet effet
j'ai verfé dans la lunette de conduite du
rez-de-chauffée, fix onces de vinaigre,
& environ demi-once d'eau de lavande :
le méphitifme a difparu dans l'inftant de
la projection, de même qu'à la conduite

supérieure. Cette seule projection a suffi pour anéantir l'infection de cette fosse pendant trois jours.

IXe EXPÉRIENCE.

M. de Laffone, premier Médecin du Roi & de la Reine, & Confeiller d'Etat, Préfident de la Société Royale de Médecine, dont les lumieres vaftes, & l'amour du bien public font connus de toute l'Europe, s'eft empreffé d'être témoin du phénomène que j'ai eu l'honneur de lui annoncer. M. le Duc de la Rochefoucault étant préfent, nous avons dirigé nos pas à l'une des conduites d'une Foffe d'aifance qui fe trouve à côté de l'appartement de M. de la Martiniere, Premier Chirurgien du Roi. Elle a été choifie de préférence comme étant une des plus méphitiques. J'ai projeſté fix onces de vinaigre, & une once d'eau-de-vie

de lavande (qu'on ne perde pas de vue
que ce fecond moyen eft de furérogation ;) dans le moment l'odeur méphitique a été anéantie. M. de Laffone,
frappé de l'importance & de l'efficacité
de cette découverte, en a rendu compte
au Roi , & à la Société Royale de Médecine.

Xe EXPÉRIENCE.

Ayant été chargé d'une lettre par M.
de Landine, Avocat & Académicien de
Lyon, pour M. Morand, fon oncle ,
Docteur-Régent de la Faculté de Médecine de Paris , Membre de l'Académie Royale des Sciences , dans laquelle il lui annonçoit l'heureufe découverte que je publie aujourd'hui, & dont
il avoit été témoin , je m'apperçus
que M. Morand étoit à ce fujet Pyr-
rhonien : je lui offris de le rendre fpec-

tateur de la promptitude étonnante du
fuccès ; il l'accepta. Je verfai dans la
lunette fupérieure de la foffe d'aifance,
fix onces & demie de vinaigre , & une
once d'eau-de-vie camphrée. Ce Savant
fut agréablement furpris de l'anéantiffe-
ment total de l'odeur infecte , & fur-tout
de reconnoître que la lunette inférieure
de fa maifon , avoit participé à cette neutralifation : elle fut conftante pendant
plus de vingt-quatre heures , époque où
il en a rendu compte à l'Académie Royale
des Sciences , & communiqua en même-
tems à cette favante Compagnie, la lettre
qu'il venoit de recevoir de Lyon , qui
contenoit le détail d'un plus grand nombre d'expériences , & leur réfultat.

Mgr le Comte de Vergennes ayant
défiré d'accumuler les preuves du fuccès de cette découverte , a nommé
pour Commiffaires M. Lenoir , Lieutenant Général de Police de Paris , M. le

Baron d'Espagnac, Gouverneur des Invalides, & M. le Marquis du Sauzay, Major des Gardes-Françaises, l'un & l'autre Grand-Croix de l'Ordre Royal & Militaire de Saint-Louis. J'ai eu l'honneur de me rendre aux ordres du Ministre, & de procéder sous les yeux & l'odorat de MM. les Commissaires, après avoir préalablement constaté l'intensité de l'infection.

XIe Expérience.

En arrivant à Paris, j'ai neutralisé une des Fosses d'aisance de l'Hôtel de M. Lenoir, en versant dans une des lunettes six onces de vinaigre, & une once d'eau d'ambre. Dans le moment l'odeur méphitique a disparu, ainsi que dans l'autre tuyau de côté, correspondant à la même fosse. Trente-six heures s'étoient écoulées sans que le méphitisme eut repris vigueur;

la

la tête de l'hydre étoit écrafée ; cependant afin de l'anéantir de plus en plus, je fis une feconde projection de vinaigre & demi-once ou environ d'eau de bergamote.

XIIe Expérience.

M. le Marquis du Sauzay ayant défiré que je neutralifaffe fa Foffe d'aifance, je verfai dans la lunette qui eft dans un coin de la baffe-cour de fon Hôtel fix onces de vinaigre , & environ une once d'eau ambrée. Le méphitifme difparut , ainfi qu'aux conduites fupérieures ; & cette feule projection a fuffi pour anéantir toute odeur pendant plus de trois jours.

XIIIe Expérience.

Les Commiffaires du Roi s'étant affemblés à l'Hôtel Royal des Invalides, m'ordonnerent de neutralifer deux Foffes d'aifance qui font immenfes, elles préfentent à chaque étage un bon nombre de lunettes ; au préalable, l'odeur infecte qui s'en exhaloit fut vérifiée. M. Parmentier, favant Chimifte, étoit préfent & procéda, ainfi que MM. les Commiffaires, à la vérification. Je verfai dans les lunettes du rez - de - chauffée douze onces de vinaigre, & dans l'une, environ une once d'eau-de-vie de lavande ; dans l'autre à part la même quantité de vinaigre, & deux onces d'eau de fleur-d'orange. Tout méphitifme fut reconnu avoir difparu, ainfi que dans les conduites fupérieures de quatre étages, & qui correfpondoient à ces deux foffes d'aifance. Cette feule projection a fuffi pour les définfecter : quarante-huit heures après il n'y exiftoit encore aucune mauvaife odeur, & cela malgré les befoins continuels de la multitude des Invalides qui y font conduits à chaque inftant.

XIVe EXPÉRIENCE.

Le lendemain de la neutralifation des deux foffes qui font le fujet de l'Expérience précédente, il me fut ordonné de neutralifer une troifieme foffe auffi immenfe & auffi méphitique que les deux précédentes. Je verfai dans les conduites inférieures douze onces de vinaigre, & trois onces d'eau-de-vie camphrée : le même phénomène eut lieu ici par la prompte difparution de l'odeur infecte, ainfi que dans toutes les conduites fupérieures, ce qui fut vérifié dans l'inftant.

XVe EXPÉRIENCE.

Le troifieme jour après avoir reconnu que le méphitifme n'exiftoit plus dans les trois foffes où j'avois procédé à l'Hôtel des Invalides, M. Cadet le jeune me fit

l'honneur d'y être préfent. On m'ordonna de neutralifer une quatrieme foffe dans
le même Hôtel ; douze onces de vinaigre
furent verfées dans les conduites d'en
bas , & deux onces d'eau de bergamote ;
par ce moyen l'odeur miafmatique putride difparut au grand étonnement de
ce Chimifte , & de M. le Major des
Invalides.

XVIe EXPÉRIENCE.

M. le Marquis du Sauzay m'ayant
conduit au Dépôt des Gardes-Françaifes,
à Paris, fur le Boulevard , il m'ordonna
en préfence de plufieurs Officiers de ce
Régiment, de neutralifer une foffe ayant
dix lunettes de face , dans lefquelles je
verfai douze onces de vinaigre & deux
onces d'eau fans-pareille : dans la minute
toute odeur méphitique fut anéantie, tandis qu'auparavant il s'en exhaloit une fétidité à en rendre l'approche très-difficile.

XVIIe. Expérience.

Ayant offert à M. le Marquis de Juigné , ancien Ambaſſadeur de Sa Majeſté à la Cour de Ruſſie , de lui détruire le gas méphitique qui s'exhaloit par les conduites correſpondantes de ſa foſſe d'aiſance ; je verſai dans la lunette ſupérieure ſix onces de vinaigre : dans le moment l'odeur infecte fut détruite , de même que dans les autres conduites inférieures. Son Excellence en a rendu compte à Mgr le Comte de Vergennes , auprès duquel l'auteur de toute découverte utile a un accès facile , & l'avantage d'y trouver un Apologiſte & un grand Mécène. Voilà le vrai moyen de faire naître & d'augmenter l'émulation.

XVIIIe EXPÉRIENCE.

Je demandai la permiſſion au digne Magiſtrat qui dirige avec tant de ſuccès la Police de Paris, de me permettre de vuider en plein jour une des foſſes d'aiſance de ſon Hôtel, d'en charger un grand tombereau, & à découvert, de le faire traverſer la ville, accompagné de deux Inſpecteurs de la Police : ſon zèle pour le bien de l'humanité ſe prêta à ma priere ; en conſéquence je neutraliſai de nouveau cette foſſe, en verſant par une des lunettes deux pintes de vinaigre : le lendemain à midi la foſſe fut ouverte ſans qu'il s'en exhalât la moindre mauvaiſe odeur. M. Le oir, je dois le dire à haute voix, m'édifia, par la conſtance avec laquelle il ſuivit ce travail.

Je fis placer dans le fond du tombereau de la litiere de cheval, qui, comme je l'ai dit, eſt un moyen de neutraliſer à jamais le méphitiſme que répand la matiere fécale en fermentation, avec ſoin de l'entremêler de tems en tems. Un des Vuidangeurs s'établit dans la foſſe, dans laquelle on vérifia qu'il n'y avoit ni gas, ni air inflammable : cet homme travailla conſtamment pendant plus d'une heure, ſans éprouver ni mitte ni plomb. Lorſque la pouſſe de la vanne infiltrée dans les parois de la foſſe & les terres adjacentes ſe fit ſentir, je verſai dans la foſſe deux nouvelles pintes de vinaigre, & une taupette d'environ huit onces d'eau-de-vie de lavande : dès-lors le méphitiſme fut conſidérablement modéré, au point que perſonne des aſſiſtans, qui étoient en grand nombre, n'en furent incommodés ; & ils l'auroient été bien moins, ſi j'avois pu, ſans découvrir mon moyen efficace,

C 4

établir dans la foſſe, & aux environs, du vinaigre en évaporation, en le plaçant avec des cafetieres ſur des réchauds allumés. Ce moyen doit être mis en uſage dans les appartements pour peu que l'odeur s'y faſſe ſentir.

La voiture chargée juſqu'au comble traverſa les rues de Paris à deux heures après-midi, accompagnée de deux Inſpecteurs de Police, ſans que perſonne ait ſoupçonné que c'étoit de la matiere fécale qu'on venoit d'extraire d'une foſſe. Ce qu'il y a de plus étonnant, c'eſt que l'Ouvrier qui avoit été établi le premier pendant plus d'une heure, n'en ſeroit pas ſorti ſi on ne l'eût appellé. Interrogé par le Magiſtrat depuis quel tems il étoit Vuidangeur, a répondu depuis onze ans. Interrogé s'il reſtoit auſſi long-tems dans toutes les foſſes, a répondu que ſouvent il ne pouvoit s'y établir plus de dix minutes;

celle-ci, a-t-il ajouté, eſt telle que ſi on veut y deſcendre un lit, & de quoi manger, j'y reſterai huit jours. Au lieu de ſentir mauvais elle ſent bon.

L'on n'ignore pas qu'une foſſe nou-vellement vuidée exhale pendant plu-ſieurs jours la plus inſigne fétidité ; celle-ci au contraire n'a pas eu la moin-dre mauvaiſe odeur pendant nombre de jours : étant parti pour Verſailles, je n'ai pu la neutraliſer de nouveau.

M. Lenoir, Conſeiller d'Etat, M. le Baron d'Eſpagnac, & M. le Marquis du Sauzay, ont rendu un compte circonſtancié de mes Expé-riences & de leurs ſuccès à Mgr le Comte de Vergennes. Ce Miniſtre a préſenté tous les rapports au Roi, & les avantages que l'on a lieu d'attendre en général & en particulier de ma dé-couverte.

XIXe EXPÉRIENCE.

M. Andouillé, Conseiller d'Etat, & premier Chirurgien de Sa Majesté en survivance, à qui plusieurs personnes avoient parlé de la promptitude avec laquelle je neutralifois l'air méphitique qui s'éleve des conduites des Fosses d'aisance, désira en être témoin. Madame Andouillé nous accompagna à l'une des conduites du grand Commun. Le cabinet & la lunette exhaloient une odeur si fétide, qu'elle prit violemment aux yeux & à la gorge de M. Andouillé au point qu'il en pensa vomir. Je versai dans cette conduite huit onces de vinaigre & deux onces d'eau de lavande ; dans moins de deux minutes le méphitisme du cabinet & de la conduite fut anéanti ; j'y avois substitué une bonne odeur.

Il seroit superflu de transcrire ici toutes les expériences particulieres que j'ai faites pour m'assurer de plus en plus de mon procédé. Je puis c rtifier qu'il a toujours eu le plus grand fuccès. C'eft ce qui m'a déterminé de l'offrir au Gouvernement. Je ne mets donc fous les yeux du Lecteur, que les Expériences qui ont eu pour témoins des perfonnes dont le caractère & l'illuftration ont pu donner confiance, & à la découverte, fon authenticité.

Les principaux Savants de l'Europe, ont daigné applaudir aux moyens doux & efficaces que j'ai fubftitués à des opérations cruelles & infructueufes, que j'ai fait imprimer en 1772, dans mes Mémoires fur l'œil & fes maladies; ils ont honoré auffi de leurs fuffrages mes Réflexions fur les caufes de la mort fubite & violente; ainfi que mon travail fur les cimetieres généraux à établir hors l'enceinte des villes. J'ai lieu d'efpérer que la découverte de l'Antiméphitique que j'ai l'honneur de leur préfenter , méritera leurs fuffrages. Ils ne pourront qu'être étonnés , qu'un fi petit agent produife de fi grands & de fi merveilleux effets , auffi prompts que foutenus , & cela pendant plufieurs jours , malgré le verfement continuel de nouvelles matieres.

Une obfervation très-importante , & qu'on ne doit pas perdre de vue , afin de procéder avec méthode , eft que le vinaigre commun que vendent les Marchands Vinaigriers eft le meilleur de tous pour l'objet dont il s'agit. Ils le font avec du vin tourné , ou bien avec de la lie de vin qu'ils noient dans une fuffifante quantité d'eau qu'ils verfent en différentes époques graduelles à l'état de la fermentation acéteufe. On reconnoît ces deux efpeces de vinaigre en ce que cette derniere a toujours un œil louche ; l'autre bien plus développée &

plus claire, approche beaucoup de la couleur de l'œil de perdrix. Ces deux vinaigres, je le répète, font les meilleurs pour neutralifer les Foffes d'aifance, tandis que le vinaigre qui provient de bon vin ayant un degré bien plus éminent d'acidité attaque trop violemment le foie de foufre, il le décompofe & caufe une odeur délétère très-défagréable qu'il faut empêcher, en modérant l'action de cet agent : pour cet effet, mêlez - y plus ou moins d'eau en raifon de fa force acide, afin de l'émouffer ; dès-lors il fera au même degré que les deux précédens, & produira les mêmes phénomenes.

Cependant l'obfervation conflante m'a démontré auffi que ce dernier vinaigre eft préférable à tous égards pour être adminiftré intérieurement, de même que pour fervir de préfervatif contre les maladies contagieufes, & pour en faire ufage en évaporation.

§. I I.

Moyens d'empêcher qu'une chaise percée
ne répande dans le cabinet où elle est
placée, ni dans l'appartement aucune
mauvaise odeur, fût-elle à découvert
& gardée plusieurs jours, même auprès
du lit d'un malade.

Avant d'en faire usage, versez-y environ deux onces de vinaigre ordinaire,
un grand gobelet d'eau & une cuillerée
à bouche d'eau-de-vie de lavande ;
moyennant ces trois agents, dont le
vinaigre est le principal, la chaise percée
sera sans infection, quoique pleine de
matiere fécale.

On en usera de même pour les chai-
ses percées des Hôpitaux, & c'est ici
une des principales & la premiere précaution à prendre pour désinfecter ces
asyles fondés par l'humanité.

§. III.

Pour désinfecter les salles des Hôpitaux, des Prisons, des fonds de cale des Vaisseaux du Roi, & d'exportation; les salles de Spectacle, & les Eglises, ainsi que les Mines d'exploitation.

Prenez un arrosoir à grille percée de très-petits trous, contenant parties égales d'eau & de vinaigre le plus fort; élevez autant qu'il sera possible votre arrosoir pour que ce mélange tombe en forme de pluie, & imprégne une plus grande quantité d'air : répétez ce procédé soir & matin.

Dans la plus grande salle une pinte de vinaigre suffit à chaque fois, d'une part : de l'autre, placez à chaque extrémité de la salle sur un réchaud allumé une cafetiere avec du vinaigre : (on procédera ainsi dans les appartemens où l'in-

fection de la repousse de la vanne se
feroit sentir.) Répétez cette évaporation plusieurs fois le jour, même conti-
nuellement, selon le besoin. Donnez-
vous de garde de répandre le vinaigre
sur le feu, ni sur une pelle rougie,
car alors il devient très-incommode à
la gorge & à la poitrine, par l'odeur
empireumatique qu'il acquiert. Versez
aussi quelques gouttes de vinaigre sur
les mains de ceux qui sont renfermés,
même aux malades, obligez-les de le
respirer fortement, & procédez à ce
moyen une ou deux fois le jour.

Ne permettez jamais aux Soldats &
aux Matelots de boire de l'eau des tonneaux lorsqu'elle sera infecte, qu'au
préalable on n'y ait mêlé dix ou douze
gouttes de bon vinaigre sur chaque gobelet d'eau. Par ces moyens & ces précautions les Soldats & les Matelots feront sains & vigoureux, & capables de
dompter

dompter & de vaincre l'ennemi. Moyennant ces précautions, les malades ne s'infecteront plus réciproquement : ils ne fe
communiqueront plus leurs maladies,
même contagieufes; les fiévres d'hôpitaux,
de prifons n'auront plus lieu ; & la convalefcence ne tardera pas à s'établir ; rien au
monde ne peut mieux y contribuer que
la pureté de l'atmofphere.

§. I V.

*Pour enlever l'odeur méphitique des tonneaux qui ont fervi à l'exportation de
l'eau dans les Vaiffeaux du Roi, &
du Commerce.*

Faites éteindre de la chaux , défoncez les tonneaux , jettez dedans chaque
tonneau de trois cent pintes une bonne
pellée de cette chaux encore bouillante ; verfez deffus un feau d'eau ,
délayez la chaux avec un balai , étendez-

la fur toutes les parois internes du tonneau ; laiffez - le fécher au grand air ; broffez avec un balai fec cette chaux defféchée ; lavez le tonneau, il fera fans aucune mauvaife odeur, & l'eau ne s'y corrompra pas auffi promptement que ci-devant.

Tout Phyficien ou Chimifte en comprendra aifément la raifon phyfique.

La chaux ainfi éteinte eft un puiffant antifeptique pour anéantir l'odeur infecte des mares, foffés, piéces d'eau, & pour avoir la facilité d'enlever leur vafe fans altérer l'air environnant ; les marécages, fur-tout en été, en retireront le même avantage. La quantité ? il fuffit que l'eau foit légérement blanchie par le mélange intime de la chaux. Ce procédé s'applique avec un égal fuccès pour détruire le méphitifme des égouts : on joindra ici l'évaporation du vinaigre & fa projection. Moyennant l'emploi de ces divers agents, nul danger pour la vie ni pour la fanté des perfonnes deftinées à les vuider.

§. V.

Détruire fur le champ la mophète des mines & de tout cloaque, ainfi que les exhalaifons pernicieufes des mines pour affiéger une place de guerre.

Verfez dans le puits de la mine par le moyen d'un arrofoir à grille, trois pintes de fort vinaigre, en maniere de pluie; dans peu de minutes la mophète fera détruite. Soient alors établis dans la mine plufieurs réchauds allumés; le nombre de fix fuffit pour la plus grande étendue: chargez chaque réchaud d'une cafetiere prefque pleine de vinaigre, continuez ainfi felon le befoin.

§. V I.

*Pour empêcher que la vapeur méphi-
tique du charbon ne nuise à la santé
ni à la vie de ceux qui sont obligés d'en
faire usage dans un lieu fermé.*

Faites évaporer du vinaigre dans une
cafetiere placée sur le charbon allumé;
son méphitisme sera détruit à mesure
qu'il se formera.

§. V I I.

*Pour rappeller sur le champ à la vie ceux
qui sont dans un état d'asphyxie causée
par un air méphitique.*

Frottez le visage, la poitrine & tout
le corps, s'il en est besoin, avec du fort
vinaigre; versez-en dans la bouche; in-

troduisez - en dans les narrines, & dans
peu l'infortuné sera bientôt rappellé à la
vie. Ce moyen n'exclut pas les autres
secours de l'art ; mais voilà l'agent principal, & j'ose dire l'unique pour se-
courir avec un plein succès l'asphyxié.

Sur un bon nombre d'Observations
que je pourrois transcrire ici, même de
celles qui me sont propres, pour prouver l'efficacité merveilleuse du vinaigre
en pareil cas, je me borne à un seul
exemple pris dans les Observations sur
les Fosses d'aisance, inféré dans le rapport de MM. les Commissaires de l'Académie Royale des Sciences de Paris,
brochure *in*-8°, pag. *95*.

« Le 7 Avril les Ouvriers ayant com-
» mencé leurs travaux (en présence de
» MM. les Commissaires) & de M. Cadet
» le jeune, dans une fosse située au
» Temple devant la porte du Café de la
» dame Boucher, & après avoir rempli

» fix tinettes, un des Ouvriers , nommé
» Cholet , âgé de vingt-fept ans , fort &
» bien conftitué , fut fortement plombé ;
» il tomba fans connoiffance , (faites at-
» tention , Lecteur , qu'on faifoit ufage
» ici du ventilateur , de l'action des four-
» neaux allumés , & de la projection de
» la chaux) ; on le tranfporta dehors du
» cabinet , on l'étendit par terre ; un de
» nous lui adminiftra , conjointement
» avec M. Cadet , *du vinaigre diftillé* qu'il
» avoit dans un flacon ; on lui ouvrit la
» bouche par force , & on y introduifit
» le col du flacon ; cette premiere opé-
» ration faite , le malade ouvrit les
» yeux ; on recommença , & dans l'inf-
» tant il fe re'eva fur fon féant ; on lui
» frotta les tempes & le nez avec le même
» vinaigre , il fe releva tout-à-fait , di-
» fant qu'il étoit prêt de recommencer
» le travail ; l'afphyxie ne dura que deux
» minutes ».

Le célebre M. de Sauvages a recom-
mandé le vinaigre en pareil cas, ainfi
que plufieurs autres favans Médecins.
MM. les Commiffaires de l'Académie
Royale des Sciences ont vérifié fur cet
afphyxié l'efficacité de ce remede ; ils ont
donc été , & ceux qui les avoient pré-
cédés dans cette heureufe pratique , à la
porte de la plus belle découverte. Il s'a-
git de favoir s'ils fe croyoient auffi près
du temple de la vérité. Déja un coin du
voile qui la couvre étoit levé : s'en ap-
perçurent - ils ? c'eft ce qu'il faut examiner.

Lorfque nous avons à remédier à une
maladie nous devons connoître la caufe
ou les caufes qui l'ont produite. Ce principe de l'art rappellé , nous demandons
qu'eft-ce qui avoit déterminé l'afphyxie
du nommé Cholet fort & bien conftitué ?

MM. les Commiffaires ont donné
la réponfe à cette queftion dans leur

Rapport sur les Observations des Fosses d'aisance , page 98, ligne 8.

« La matiere des Fosses d'aisance (ont-
» ils dit) est le résultat des végétaux &
» animaux qui ont servi d'aliment ; elle
» doit donc contenir & contient en effet
» du phlogistique & de l'ACIDE. » Et le
mot acide est répété dans plusieurs
pages, sans doute crainte de méprise.
C'étoit donc cet acide qui avoit causé
l'asphyxie du nommé Cholet ? Vous
venez de nous l'assurer par deux affir-
mations. *Elle doit donc contenir & con-*
tient en effet du phlogistique & de l'ACIDE ;
mais comment le vinaigre distillé a-t-il
pu neutraliser l'acide que vous avez reconnu exister dans la matiere des Fosses
par vos analyses & par vos expériences ?

Vous avez donc mis en défaut le grand
précepte de l'Art *contraria contrariis cu-*
rantur. Arist. probl. 1.

Si réellement la matiere des Fosses

d'aifance eſt acide , alors vous n'avez pas rempli l'indication ; car pour remédier à l'afphyxie du nommé Cholet, vous auriez dû employer l'alkali volatil : mais comme votre expérience & celle de **M.** Cadet le jeune, & de ſes Collegues , vous avoit appris que l'emploi de ce remede étoit ſans ſuccès , vous avez conclu avec juſte raiſon à la page 5 3 que *le vinaigre paroît agir plus directement dans l'accident du plomb.*

Cependant vous ne ſoutenez pas moins que la matiere des Foſſes d'aiſance eſt *acide ,* & vous finiſſez par conclure *qu'il réſulte de toutes vos expériences que les moyens de détruire les vapeurs infectes des Foſſes d'aiſance , & de les rendre moins nuiſibles , ſe réduit à deux.*

L'application du feu & la projection de la chaux , page 96.

Mais ſi ces agents ſont ſi efficaces, pourquoi *le nommé Cholet fort & vigoureux* tomba-t-il en afphyxie? Par quelle théorie lumineufe expliquera-t-on comment un acide qui anéantit les facultés vitales peut être neutralifé par un autre acide? J'avoue, MM., que je me rends importun par toutes ces queftions ; mais le bien public que vous avez à cœur , & le defir que j'ai de m'inftruire , font mon excufe.

§. VIII.

Pour détruire l'odeur infecte de l'urine.

Mettez quatre parties d'eau fur une de vinaigre , arrofez-en le lieu méphitique; balayez pour que l'antiméphitique foit également répandu. Dans le moment, toute odeur alkalefcente aura difparu: renouvellez le même moyen felon le befoin.

§. I X.

Pour aneantir l'odeur méphitique que répand l'assemblage des boues & des balayures des Villes.

Répandez fur le tas avec un arrofoir, de la chaux nouvellement éteinte & délayée dans une fuffifante quantité d'eau; renouvellez ce procédé de tems en tems, la chaux ne peut former une grande dépenfe pour l'agricole; d'ailleurs la chaux étant reconnue comme un excellent engrais, le dédommagera amplement par l'abondance des récoltes qui en proviendront; de maniere que le moyen de fe définfecter lui-même, & l'air environnant fera en même tems un moyen d'abondance. En cas de nonchalance ou d'inexécution, le bien public doit l'emporter fur toute confidération particu-

liere , & la Police générale doit y veiller
avec le plus grand foin.

§. X.

*Pour prévenir la contagion peſtilentielle
ou épidémique , & deſinfecter un appartement méphitiſé par l'odeur des vuidanges ou par toute autre corruption.*

1°. Que Sa Majeſté ordonne que tous
les vaiſſeaux venant des Echelles du
Levant ſoient obligés de parfumer leurs
entreponts avec l'évaporation du vinaigre , ainſi que les Matelots & Paſſa-
gers , & que les marchandiſes traduites
au lazaret ſoient auſſi fortement imprégnées de cette vapeur ſalutaire ; que les
perſonnes qui en feront les charois &
l'ouverture des ballots aient leurs mains
& leur viſage toujours humectés de vinaigre , & en tiennent dans leur bouche
mêlé avec de l'eau. Moyennant cette at-

tention & précaution, la France n'aura rien à craindre du fléau qui dévaste l'Empire Ottoman ; & que le vinaigre seul employé & diversement combiné en fumigations, projections & en boisson noyé dans de l'eau, le délivreroit à jamais de la mortalité qui y regne.

2°. Ordinairement les chambres des malades, sur-tout lorsque la cause morbifique est putride & contagieuse, sont infectes. L'air qui est chargé de tels miasmes est dangereux à respirer. Il ne l'est pas moins lorsqu'on est logé près d'une fosse qui est en vuidange, ou bien près d'un égout, de végétaux en fermentation, d'un cimetiere, d'une boucherie, d'une tannerie, d'une amidonnerie, ou très-près d'un lieu qui renferme des malades attaqués de la peste. Pour vous garantir absolument de leurs malignes influences & anéantir les molécules méphitiques qui ont un état

d'extenſion par l'action élaſtique de l'air
& ſon mouvement continuel , faites
évaporer plus ou moins long-tems ſelon
le beſoin, du vinaigre, & vous reſpirerez
un air auſſi pur qu'il eſt poſſible de l'obtenir de notre atmoſphere.

§. X I.

*Pour neutraliſer une foſſe nouvellement
vuidée qui exige des réparations , &
dont la repouſſe de la vanne infiltrée
dans les terres ainſi que dans les murailles de la foſſe produit la mophète.*

Verſez dans chacune des lunettes correſpondantes de cette foſſe , environ
ſix onces de vinaigre ; le lendemain enle-
vez la pierre qui en ferme l'ouverture,
verſez-y encore une pinte de vinaigre
bouillant , en le diſperſant le plus qu'il
ſera poſſible. Etabliſſez dans la foſſe du

vinaigre en évaporation que vous aurez mis dans une cafetiere, & celle-ci fur un réchaud avec de la braife. L'Ouvrier peut alors y defcendre en toute fûreté, il n'y éprouvera pas le moindre mal, pas même la moindre indifpofition.

On n'ignore pas que les Foffes d'aifance nouvellement vuidées, à la maniere ordinaire, répandent long-tems une odeur beaucoup plus fétide & incommode que lorfqu'elles étoient pleines de matiere ; cet effet n'a lieu, nous le répétons, que par la rentrée de la vanne ; en faifant dans chaque lunette la projection de la quantité de vinaigre ci-deffus, toute odeur & malfaifance fera anéantie.

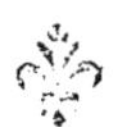

§. X I I.

Maniere de construire une Fosse d'aisance pour mettre obstacle à l'infiltration de la vanne dans les terres voisines , & empêcher par conséquent que l'eau des puits voisins en soit altérée.

Après avoir fait l'excavation du terrein où l'on veut construire la fosse d'aisance , jettez un plafond d'un pied & demi d'épaisseur , ainsi qu'il sera expliqué ci-après. Elevez un parement en bon moëlon dans toutes les parois latérales de votre fosse , en laissant entre ce parement & la terre un pied & demi de vuide : donnez à votre parement un peu de talus pour le faire résister à la pousse du ciment ou béton que vous allez placer en arriere.

Assemblez près de la fosse une suffi-
sante

fante quantité de bon gravier fin & un peu fableux, d'une part; de l'autre, une quantité relative de chaux, provenant de pierre coquilliere; fufez-la à mefure de befoin, encore bouillante, broyez-la exactement avec deux tiers de gravier & une fuffifante quantité d'eau; verfez ce mélange à l'endroit indiqué jufqu'au comble, formez la voûte, & vous aurez fait un très-bon ouvrage.

CONCLUSION.

Voilà des moyens très-fimples, qui, aux yeux du Public étonné, même des Savants, produifent des phénomenes auxquels on n'avoit peut-être jamais efpéré d'atteindre. Je le répete, toutes les fois que j'ai cherché à neutralifer les miafmes méphitiques, par des moyens chimiques ou compofés, j'ai caufé des effervefcences & des vapeurs dangereufes.

Il a fallu décompofer la matière fécale ,
& apprendre par cette analyfe que l'acide
feul pouvoit en détruire les mauvaifes
influences. Mais qui auroit pu deviner
que le plus foible acide étoit le feul
vainqueur du méphitifme ? L'expérience
feule l'a démontré ; & les expériences
accumulées en ont prouvé l'infailli-
bilité.

Quant à l'infeétion que répand dans
l'air l'eau ftagnante, mêlée de parties
hétérogènes , ainfi que fa vafe , rien n'a
produit un effet plus certain & plus
prompt pour la réprimer & l'anéantir que
la chaux nouvellement fufée , & étendue
dans ce liquide élémentaire , encore
chaude , en l'agitant avec des perches,
ou bien en en arrofant la vafe infeéte.

On croira peut-être que le vinaigre eft
le feul vainqueur du méphitifme qui s'é-
leve des foffes d'aifance ? On fe trompe.
J'ai obtenu le même avantage avec le

vin ordinaire , l'eau-de-vie , l'eau-de-vie
de lavande & la lie de vin. Je n'ai point
éprouvé les autres boiſſons , qui ſont le
réſultat de la fermentation vineuſe. Que
de moyens victorieux nous avions jour-
nellement dans nos mains contre la fétidité , ſans connoître juſqu'à quel degré
ils étoient antiſeptiques ! Nous mar-
chons à pas bien lents vers les découvertes les plus utiles. Combien de ſiecles
ſe ſont écoulés avant de parvenir à celle
que j'annonce aujourd'hui ?

Cependant le vinaigre ſera toujours
l'Antiméphitique le plus puiſſant, il a un
degré plus éminent de vertu que tout
autre agent , & j'invite à lui donner à
tous égards la préférence. Les autres
ſont des acceſſoires qu'il ne faut pas négliger lorſqu'on n'a pas ſous la main du
vinaigre dans un cas urgent , comme
lorſqu'il s'agit de rappeller à la vie l'a-
ſphyxié par cauſe de méphitiſme. Dans ce

cas, éloignez tout alkali volatil fluor,
qui eft fous tous les points de vue contre-
indiqué, par conféquent il feroit funefte
au malheureux que votre humanité veut
fecourir. L'alkali volatil convient dans
les autres circonftances que j'ai décrites
dans mes réflexions fur les caufes de la
mort fubite & violente ; Ouvrage in-8°
de 94 pages, imprimé chez Didot le
jeune en 1772, auquel on peut avoir
recours.

L'alkali volatil fluor eft parfaitement
indiqué lorfqu'il eft queftion de donner
des fecours à une perfonne dans un
état d'afphyxie caufée par le gas qui
furnage le mout en fermentation. S'a-
git-il de retirer de la cuve un homme
qui vient de s'y évanouir ; fervez-vous
du premier vêtement qui tombera fous
la main ; montez au bord de la cuve ;
agitez vivement ce vêtement en par-
courant le diametre de la cuve jufqu'à

ce que cette efpece de ventilateur diffipe
le gas , & vous permette d'y entrer pour
venir au fecours de l'infortuné , qu'un
inftant de retard priveroit de la vie ;
portez-le au grand air ; employez alors
l'alkali volatil , qui remplira votre attente.

Tels font les plus puiffans agents que
ma conftance au travail m'ont fait découvrir pour détruire la mophète & l'odeur
méphitique. Quoique ces vapeurs infalubres aient été la caufe des fievres
tierces que j'ai eu à deux différentes
époques avec des mouvemens convulfifs
à chaque accès ; quoique mon genre nerveux en ait été plus d'une fois altéré , au
point de porter le fpafme jufques dans les
baffinets des reins avec des douleurs mortelles , & que je me fois même expofé
avec danger de la vie à la mophète ; rien
n'a pu ralentir ni mon ardeur , ni la
marche dans mes recherches : mes maux

·paſſés ne font rien , puiſque j'ai le bonheur d'avoir été utile à mon Souverain ,
à ma Patrie , & à l'Univers entier.

Dans quelque tems je me propofe d'offrir au Public un Ouvrage fur les moyens
à prendre pour rendre l'eau des grandes
villes falubre ; & fucceffivement j'aurai
l'honneur de lui préfenter les autres
Opufcules que j'ai dans mon porte-
feuille : & les autres découvertes , fi je
puis avoir l'avantage d'en faire , elles
feront dirigées par le defir toujours
renaiffant de remplir mon devoir de
Citoyen & bon Patriote.

F I N.

SUPPLÉMENT

A L'ANTIMÉPHITIQUE,

OU

MOYENS de détruire les Exhalaisons
pernicieuses & mortelles des Fosses
d'aisance, &c, &c.

*Par M. JANIN, Seigneur de Combe-Blanche,
Médecin-Oculiste du feu Duc de Modene, &c.*

UN grand nombre de personnes ont
déja vérifié l'efficacité du vinaigre pour
détruire l'odeur méphitique qui s'exhale
des conduites des Fosses d'aisance; mais
quelques-unes ont été surprises qu'en
faisant la seule projection du vinaigre
dans la fosse, par l'une des lunettes,
les cabinets dans lesquels elles sont situées
aient conservé leur méphitisme. Elles

E 4

n'ont pas fait attention qu'en neutralifant l'un on ne neutralife point l'autre. Le vinaigre verfé dans la lunette ne peut pas étendre fa vertu antifeptique juf-ques dans le cabinet ; pour neutralifer celui-ci, il faut répandre le vinaigre par terre & fur les murailles en forme d'afperfion : un gobelet ou deux de cet agent fuffifent pour anéantir les miafmes méphitiques qui font répandus dans un cabinet ordinaire ; il en faut augmenter la quantité lorfque l'efpace eft plus grand. Ce moyen doit être employé dans tous les cabinets des latrines, fi on veut les définfecter : tandis qu'il fuffit de verfer dans une feule lunette, comme je l'ai dit, une pleine topette de vinaigre, c'eft-à-dire, environ huit onces pour neutralifer l'odeur méphitique de toutes les conduites d'une foffe qui font fur la même perpendiculaire : on comprend auffi qu'il en faut augmenter la dofe en

raifon de l'intenfité du méphitifme, &
de la grandeur de la foffe. Il n'eft pas
moins néceffaire après la projection du
vinaigre, de tenir les lunettes fermées,
pour mieux concentrer la vertu de cet
agent, & pour que fon effet en foit de
plus longue durée.

J'obferverai encore que le vinaigre
fait avec de bon vin blanc, quelque
acide qu'il foit, peut être employé feul
fans addition d'eau lorfqu'on en veut faire
ufage dans une lunette, ou pour en répandre dans un cabinet de latrine ; parce
que ce vinaigre eft moins chargé de tartre
que le rouge, par conféquent il attaque
beaucoup moins fortement le foie de
foufre, que la fermentation a développé
dans les matieres fécales.

L'évaporation du vinaigre convient
auffi dans les mines ou les contre-mines
des Places affiégées, pour en prévenir la
mophete, & autres vapeurs méphitiques

que peuvent occafionner les excavations
des terres.

Quant aux puits infects, on doit avoir
égard à la caufe ; fi elle provient de l'infiltration de la vanne d'une Foffe d'aifance voifine & fon verfement dans le
puits ; dans ce cas (& c'eft le plus ordinaire fur-tout dans les villes) il faut avoir
recours à la vertu antifeptique du vinaigre
en projection & évaporation ; dans un cas
contraire, on emploiera la chaux nouvellement éteinte & encore chaude délayée dans une fuffifante quantité d'eau.

Nous obferverons encore que les
égouts étant remplis de matieres hétérogènes, & fur-tout du dépôt urineux,
de matiere fécale, de débris de végétaux, & autres immondices, ont befoin
de ces deux agents pour être neutralifés.
On procédera d'abord à l'emploi de la
chaux, & le lendemain à celui du vinaigre, la quantité de ces deux moyens

fera en raifon de la fétidité ou de l'étendue. La quantité ne peut jamais nuire; on ne fauroit affez faire pour éviter les accidens affez ordinaires à ces fortes d'exploitations : moyennant ces procédés bien combinés , & en y joignant le vinaigre en évaporation , le travail fera facile & fans le moindre inconvénient.

Il peut y avoir une infinité de cas qui pourroient faire fufpendre les travaux dans la crainte de quelque accident. Si on avoit befoin de quelque inftruction particuliere , on peut nous adreffer des Mémoires à ce fujet, fous l'enveloppe de Mgr le Comte de Vergennes , Miniftre & Secrétaire d'Etat, en Cour ; après les avoir examinés avec foin , nous donnerons avec empreffement notre avis fur ce qu'il convient de faire relativement aux circonftances, & vaincre par-là les obftacles. Il en fera de même fur les queftions particulieres qu'on pourra nous faire relativement à la découverte que je viens d'offrir au Public. Si faute de procédés réguliers, on n'avoit pu obtenir les avantages que le vinaigre préfente dans toutes fortes de mains, lorfqu'on fuit ponctuellement ce que nous avons publié, on ne fera pas dans cet embarras, fi on l'étudie avec foin. Pour que les expériences aient un plein fuccès, il faut les faire avec intelligence & avec exactitude.

Une vérité qu'on ne doit pas perdre de vue, c'eft que le méphitifme une fois détruit, fera bien plus aifé à vaincre à mefure qu'il fe régénérera par la fermentation des nouvelles matieres, qui déja neutralifées en partie, ne pourront plus être auffi fétides qu'elles l'auroient été fans la nouvelle méthode. Il n'eft pas moins évident que plus on neutralifera une Foffe d'aifance, moins il y aura d'infection dans la repouffe de la vanne ; de forte que dans quelque tems le travail des vuidanges des Foſſes deviendra encore plus facile qu'il ne l'eſt maintenant ; c'eſt-à-dire, que l'on n'aura pas beſoin d'employer autant de vinaigre que lors de l'exploitation. Dans l'état actuel des Foſſes d'aiſance prêtes à vuider, une pinte de vinaigre par toiſe cube ſuffit pour les neutraliſer, à part celui qui ſera deſtiné pour l'évaporation ; tandis qu'au tems à venir une chopine ſuffira par toiſe cube.

Plus les expériences que nous avons indiquées ſe multiplient par le zèle qu'on a à les répéter, plus les ſuccès s'accumulent.

Depuis cinq jours on a déſinfecté la Charité de Verſailles, en verſant du vinaigre dans les lunettes des conduites des Foſſes d'aiſance, en en aſpergeant les cabinets ; en en arroſant les ſalles & corridors, mêlé avec de l'eau ; en plaçant dans chaque chaiſe percée deux

onces de vinaigre , un verre d'eau &
une cuillerée d'eau-de-vie de lavande ;
en faifant évaporer du vinaigre dans des
cafetieres fur le feu ; enfin en verfant
quelques gouttes de vinaigre fur les
mains des malades de cet Hôpital (*a*).
Ce bien s'eft établi ici promptement
par le zele d'un habile Médecin, qui
m'a fait part de tous les avantages obte-
nus dans le même inftant qu'on a procédé ; il en a rendu compte à M. de
Laffone, Confeiller d'Etat, & Premier
Médecin de LL. MM. en ma préfence ;
je lui ai demandé l'agrément de rendre
public le fuccès qu'il en a obtenu,
afin que l'exemple foit un motif d'en-
couragement pour ceux qui voudront
l'imiter. Pourquoi fa modeftie ne m'a-

____

(*a*) Une précaution néceffaire eft d'avoir toujours fur
foi un flacon de vinaigre pour les événemens qu'on ne
peut prévoir.

t-elle pas permis auffi de nommer fon auteur, en célébrant fon patriotifme & fon ardeur pour le bien public? fon nom auroit été placé dans les faftes de la bienfaifance.

Je ne puis qu'être édifié de l'attention qu'on a à lire cet ouvrage, de l'empreffement qu'on a de procéder aux expériences, & de fuivre avec exactitude l'emploi des moyens qui y font décrits. Les Princes, les Seigneurs les plus diftingués, jufques aux Prélats, s'en occupent. Ils ne craignent pas de diriger leurs pas dans des lieux infects, pour anéantir le méphitifme; ils operent fous les yeux de leurs inférieurs avec un zele qui démontre combien la Nobleffe Françaife a à cœur le bien de la patrie & le bonheur de l'humanité; ils ne ceffent de donner des preuves que la bienfaifance a toujours été & ne ceffera d'être la vertu qui l'a diftinguée; elle eft un

des principaux attributs des ames fu-
blimes , & l'appanage le plus précieux
de notre augufte Monarque ; fa prin-
cipale occupation eft le bonheur de fes
Sujets , & la gloire du nom Français.

Fin du Supplément.

9 782329 399430